FORMULAIRE

A L'USAGE DES

HOSPICES CIVILS

DE RENNES

—

1867

Prix : 1 franc

RENNES

VERDIER, LIBRAIRE-ÉDITEUR

rue Motte-Fablet, 5.

—

1867

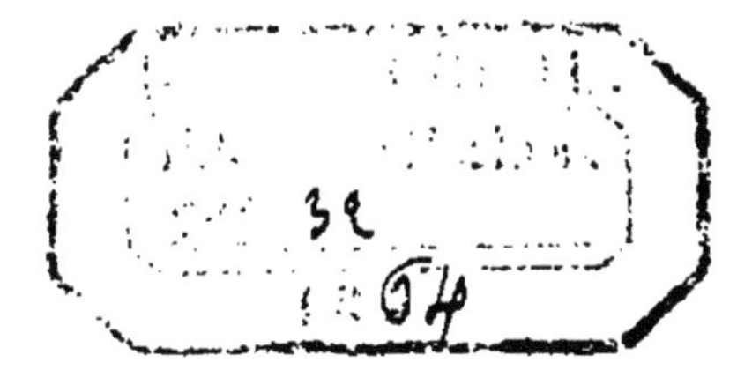

FORMULAIRE.

FORMULAIRE

A L'USAGE DES

HOSPICES CIVILS

DE RENNES

—

1866

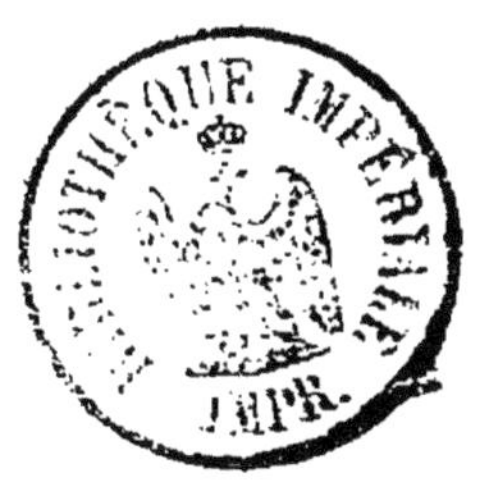

RENNES

VERDIER, LIBRAIRE-ÉDITEUR,

rue Motte-Fablet, 5.

—

1866

1867

AVERTISSEMENT.

Le but que nous nous sommes proposé dans ce travail a été de présenter un recueil de formules capable de satisfaire aux exigences les plus ordinairès de la pratique, et conçu dans cet esprit d'économie dont il ne faut jamais se départir quand il s'agit de la médecine des pauvres. Nous n'avons pas cherché à prévoir tous les cas, ni à dresser un catalogue de médicaments dont le praticien n'ait jamais à s'écarter. Ce serait impossible, et l'intérêt qu'il doit porter à ses malades ne permettrait pas au médecin d'aliéner sa liberté d'action de cette manière absolue. En présence de cas exceptionnels, pour lesquels les moyens ordinaires ne peuvent suffire, il doit toujours avoir la faculté de recourir à d'autres.

Nous donnons des formules types, en général extrêmement simples, que chacun peut modifier quant aux doses du médicament principal, aux adjuvants ou correctifs qu'il croira devoir faire intervenir. Il suffit de ne pas perdre de

vue cette idée, qu'il s'agit d'indigents malades,
et qu'en conséquence, le traitement doit être
efficace, mais le moins dispendieux possible,
afin que les secours puissent être étendus à un
plus grand nombre. Si l'on est convaincu de
cette vérité, on ne se verra que bien exception-
nellement dans l'obligation de recourir à des
moyens en dehors du cadre que nous avons tracé.

Nous indiquons les abréviations dont on devra
faire usage dans la tenue des cahiers des hôpi-
taux. Quand il n'y a pas de règle, ces cahiers
sont souvent à peu près inintelligibles pour tout
autre que celui qui les écrit, et il peut en résul-
ter de déplorables erreurs. Ces abréviations se
rapportent presque toutes à un système très-
simple, qui consiste à prendre la première syl-
labe de chaque mot et la consonne ou voyelle
qui la suit.

INDEX THÉRAPEUTIQUE

	Abréviations.	Nos d'ordre.
Hydrogala.	Hydrog.	27
Potion gommeuse.	Pot. gom.	43
Potion pectorale.	Pot. pect.	44
Lavement émollient.	Lav. ém.	96
Lavement avec le son.	Lav. son.	99
Gargarisme émollient.	Gg. ém.	105
Lotion ou injection avec la guimauve.	Lot. ou inj. guim.	117
Fomentation ou injection avec le lin.	Fom. ou inj. lin.	118
Bain avec le son.	B. son.	131
Cataplasme émollient.	Cat. ém.	140
Cataplasme de fécule.	Cat. féc.	141
Glycérolé d'amidon.	Glyc. am.	158

Tempérants.

Oxycrat.	Oxyc.	26
Limonade tartrique.	Lim. tart.	28
Limonade sulfurique.	Lim. sulf.	29
Limonade nitrique.	Lim. nit.	30
Limonade à la crême de tartre.	Lim. cr. tart.	33
Petit lait.	P. lait.	34
Potion anti-émétique.	Pot. antém.	74

Narcotiques.

Tisane avec les fleurs de coquelicots.	T. coq.	13
Potion opiatique.	Pot. op.	45
Potion avec acétate de mor-		

	Abréviations.	N^{os} d'ordre.
phine.	Pot. ac. morph.	46
Potion avec chlorhydrate de morphine.	Pot. ch. morph.	46
Pilules d'opium.	Pil. op.	75
Pilules de cynoglosse.	Pil. cyn.	76
Pilules de belladone.	Pil. bell.	77
Lavement avec le pavot.	Lav. pav.	97
Collyre de belladone.	Col. bel.	114
Collyre au sulfate d'atropine.	Col. atr.	115
Collyre opiacé.	Col. op.	116
Lotion ou fomentation avec le pavot.	Lot. ou fom. pav.	119
Fomentation ou injection avec les feuilles de belladone.	Fom. ou inj. bel.	120
Fomentation ou injection avec les feuilles de jusquiame.	Fom. ou inj. jusq.	120
Fomentation ou injection avec les feuilles de morelle.	Fom. ou inj. mor.	120
Fomentation ou injection avec les feuilles de stramonium.	Fom. ou inj. stram.	120
Cérat opiacé.	Cér. op.	148

Antispasmodiques.

Tisane avec la racine de valériane.	T. val.	5
Tisane avec les feuilles d'oranger.	T. or	10

a*

	Abréviations.	Nos d'ordre.
Tisane avec les fleurs de tilleul.	T. til.	14
Potion antispasmodique.	Pot. antisp.	47
Potion chloroformée.	Pot. chlorof.	48
Pilules de Méglin.	Pil. Még.	78
Pilules antihystériques.	Pil. anthyst.	93
Lavement antispasmodique.	Lav. antisp.	100
Lavement anodin des peintres.	Lav. an. peint.	104
Liniment camphré.	Lin. camph.	145

Toniques analeptiques.

Décoction blanche.	Déc. bl.	37
Pilules martiales.	Pil. mart.	80
Pilules au lactate de fer.	Pil. lact. fer.	81
Bain gélatineux.	B. gél.	136

Toniques névrosthéniques.

Tisane avec l'écorce de quinquina gris.	T. kin. gr.	3
Tisane avec l'écorce de quinquina jaune.	T. kin. jne.	3
Tisane avec la racine de gentiane.	T. gent.	4
Tisane de quassia amara.	T. quas. am.	5
Tisane avec le lichen d'Islande.	T. lich.	9
Tisane avec la chicorée.	T. chic.	10
Tisane avec la fumeterre.	T. fum.	10
Tisane avec le houblon.	T. houb.	14
Tisane avec la petite centau-		

	Abréviations.	Nos d'ordre.
rée.	T. cent.	14
Tisane amère.	T. am.	18
Limonade vineuse.	Lim. vin.	31
Eau de goudron.	E. goud.	35
Potion cordiale.	Pot. cord.	50
Potion tonique.	Pot. ton.	51
Potion avec l'extrait de quinquina.	Pot. ext. kin.	53
Potion fébrifuge.	Pot. féb.	54
Potion au diascordium.	Pot. diasc.	55
Bol fébrifuge.	Bol. féb.	82
Pilules fébrifuges.	Pil. féb.	83
Lotion avec le quinquina.	Lot. kin.	122
Lotion ou fomentation vineuse.	Lot. ou fom. vin.	123

Astringents.

	Abréviations.	Nos d'ordre.
Tisane avec la racine de fraisier.	T. frais.	3
Tisane avec la racine de ratanhia.	T. rat.	3
Tisane avec le cachou.	T. cach.	22
Potion avec cachou et laudanum.	Pot. cach. laud.	56
Potion à l'extrait de ratanhia.	Pot. rat.	57
Potion alumineuse.	Pot. al.	58
Potion au perchlorure de fer.	Pot. perch. fer.	59
Gargarisme astringent.	Gg. ast.	106
Gargarisme détersif.	Gg. dét.	107
Collutoire hydrochlorique.	Colt. hydch.	109

Irritants.

	Abréviations.	Nos d'ordre.
Collyre au nitrate d'argent.	Col. arg.	112
Lotion alcaline.	Lot. alc.	126
Lotion avec le sulfure de potasse.	Lot. sulf. pot.	126
Bain avec le sel marin.	B. s. mar.	132
Bain acide.	B. ac.	133
Bain alcalin.	B. alc.	134
Bain sulfureux.	B. sulf.	136
Pédiluve alcalin.	Péd. alc.	138
Pédiluve sinapisé.	Péd. sin.	139
Sinapisme.	Sin.	142
Liniment volatil.	Lin. vol.	145
Liniment volatil camphré.	Lin. vol. camp.	147

Évacuants.

Tisane avec la racine de polygala.	T. pol.	5
Tisane avec le séné.	T. sén.	10
Tisane sudorifique laxative.	T. sud. lax.	39
Éméto cathartique.	Ém. cath.	42
Potion expectorante au kermès.	Pot. kerm.	62
Potion stibiée.	Pot. stib.	63
Potion vomitive dite eau bénite.	E. bén.	64
Potion laxative.	Pot. lax.	65
Potion purgative.	Pot. purg.	66
Pilules d'Anderson.	Pil. And.	87
Lavement purgatif.	Lav. purg.	101

	Abréviations.	N.o.s d'ordre.
separeille.	T. sals.	6
Tisane avec le bois de gayac.	T. gay.	8
Tisane avec les fleurs de su-reau.	T. sur.	13
Tisane sudorifique.	T. sud.	38
Tisane de Feltz.	T. Feltz.	40
Potion sudorifique.	Pot. sud.	71

Emménagogues.

Tisane avec l'armoise.	T. arm.	10
Pilules bénites de Fuller.	Pil. bén.	90
Pilules emménagogues.	Pil. em.	91
Pilules d'apiol.	Pil. ap.	92

Diurétiques.

Tisane apéritive.	T. ap.	20
Tisane avec l'uva ursi.	T. uv.	21
Potion diurétique.	Pot. diur.	69
Potion diurétique sédative.	Pot. diur. séd.	70
Pilules diurétiques.	Pil. diur.	89

Excitants balsamiques.

Tisanes avec les bourgeons de sapin.	T. b. sap.	3
Tisanes avec les baies de ge-niévre.	T. gen.	15
Potion de Chopart.	Pot. Chop.	72
Bols de térébenthine.	Bol. tér.	94
Pilules balsamiques de Mor-ton.	Pil. Mort.	95

Contro-stimulants.

	Abréviations.	N{os} d'ordre.
Apozème stibié.	Ap. stib.	41
Potion au sous-nitrate de bismuth.	Pot. bism.	49
Pilules de digitale.	Pil. dig.	79

Anthelmintiques.

Tisane avec la racine de fou-gère mâle.	T. foug. m.	3
Potion vermifuge.	Pot. verm.	73

Désinfectants.

Lotion avec le coaltar ou coaltar saponisé.	Coal. sap.	128
Poudre désinfectante au co-altar.	Poud. coal.	159

FORMULAIRE MAGISTRAL

—

Tisanes. (T)

Les tisanes, à moins d'une indication spéciale, seront édulcorées avec le soluté de réglisse.

Quand le médecin prescrira de les édulcorer avec un sirop simple ou médicamenteux, la dose ordinaire sera de 60 grammes; elle pourra être diminuée, mais elle ne sera jamais portée plus haut.

1. Soluté de réglisse pour l'édulcoration des tisanes.
(Sol. rég.)

Racine de réglisse en poudre grossière.　　1 kilo.

Tassez assez fortement dans un appareil à déplacement et lessivez avec q. s. d'eau à 20° c., jusqu'à ce que les liqueurs ne passent plus que très-peu sapides et colorées. Mettez à part les trois premiers litres, portez-les à l'ébullition pour coaguler l'albumine, passez à la chausse, laissez refroidir, décantez la liqueur et jetez le résidu sur un filtre. Vous obtiendrez ainsi un soluté de glycirrhizine très-concentré, dont 25 grammes suffiront amplement pour édulcorer un litre de tisane.

Vous retirerez encore de votre lixiviation trois à quatre litres de liqueur qui, traités comme il vient d'être dit et convenablement étendus, vous donneront soixante litres de tisane commune ou tisane de réglisse, plus agréable au goût et moins altérable que la tisane par infusion.

2. *Tisane avec la racine de réglisse ou tisane commune.*
(T. com.)

Racine de réglisse contuse.   8 gram.
Eau.   1 litre.
Faites infuser pendant deux heures et passez.

3. *Tisane avec la racine de guimauve.* (T. guim.)

Racine de guimauve incisée ou concassée.   20 gr.
Faites infuser pendant deux heures, passez et décantez.

On préparera de même les tisanes avec les racines
d'asperge, de fougère mâle, de fraisier, de ratanhia, de
saponaire; avec les tiges de douce-amère, les écorces
de quinquina gris, les écorces de quinquina jaune, les
bourgeons de sapin.

4. *Tisane avec la racine de gentiane.* (T gent.)

Racine de gentiane incisée.   4 gram.
Eau bouillante.   1 litre.
Faites infuser pendant deux heures et passez.

5. *Tisane avec la racine de polygala.* (T. pol.)

Polygala de Virginie concassé.   8 gr.
Eau.   1 litre.
Faites infuser pendant deux heures et passez.
On préparera de même les tisanes avec les racines de
quassia amara, de valériane.

6. *Tisane avec la racine de salsepareille.* (T. sals.)

Racine de salsepareille incisée et contusée.   30 gr.
Versez sur la racine q. s. d'eau bouillante pour obtenir
un litre de tisane, laissez digérer dans un endroit chaud
pendant deux heures ; passez, laissez déposer et décantez.

7. *Tisane avec le chiendent.* (T. chiend.)

Chiendent.   20 gr.

Lavez le chiendent à l'eau froide, contusez-le dans un mortier de marbre et faites-le bouillir, pendant une heure, dans la quantité d'eau suffisante pour obtenir un litre de tisane; passez et décantez.

8. *Tisane avec le bois de gayac.* (T. gay.)

Bois de gayac râpé.   60 gr.

Faites bouillir le bois de gayac pendant une heure dans une quantité d'eau suffisante pour obtenir un litre de tisane, passez, laissez déposer et décantez.

9 *Tisane avec le lichen d'Islande.* (T. lich.)

Lichen d'Islande.   8 gr.

Faites bouillir pendant une heure dans q. s. d'eau pour avoir un litre de tisane. Si on voulait priver le lichen de la majeure partie de son principe amer, il faudrait le faire infuser pendant une demi-heure dans 8 à 10 fois son poids d'eau, puis rejeter la liqueur.

10. *Tisane avec l'armoise.* (T. arm.)

Feuilles sèches d'armoise.   12 gr.
Eau bouillante.   1 litre.

Faites infuser pendant une heure et passez.

On préparera de même les tisanes avec les feuilles de bourrache, de chicorée, de fumeterre, de pariétaire, de séné.

11. *Tisane avec la mélisse.* (T. mél.)

Feuilles de mélisse.   8 gr.
Eau bouillante.   1 litre.

Faites infuser pendant une heure et passez.

On préparera de même la tisane avec les feuilles de lierre terrestre.

12. *Tisane avec l'absinthe.* (T. abs.)

Sommités sèches d'absinthe.	5 gr.
Eau.	1 litre.

Faites infuser pendant une heure et passez.

On préparera de même les tisanes avec la menthe poivrée, les feuilles d'oranger, la sauge, le thé.

13. *Tisane avec les fleurs d'arnica.* (T. arn.)

Fleurs d'arnica.	4 gr.
Eau bouillante.	1 litre.

Faites infuser pendant une heure et passez à travers une toile serrée.

On préparera de même les tisanes avec les fleurs de camomille romaine, de coquelicot et de sureau.

14. *Tisane avec le houblon.* (T. houbl.)

Cônes de houblon.	8 gr.
Eau bouillante.	1 litre.

Faites infuser pendant une heure et passez.

On préparera de même les tisanes avec les fleurs de petite centaurée, de guimauve, de mauve, de pied-de-chat et de tilleul.

15. *Tisane avec l'anis.* (T. anis.)

Fruits d'anis.	8 gr.
Eau bouillante.	1 litre.

Faites infuser pendant deux heures et passez.

On préparera de même les tisanes avec les baies de genièvre, les écorces d'oranges amères, la graine de lin.

16. *Tisane avec les pruneaux.*

Pruneaux.   60 gr.

Ouvrez les pruneaux en deux parties, rejetez le noyau et faites bouillir pendant une heure dans q. s. d'eau pour obtenir un litre de tisane, passez à travers une étamine.

17. *Tisane avec le riz. (T. riz.)*

Riz.   15 gr.

Faites bouillir dans q. s. d'eau pour obtenir un litre de tisane, jusqu'à ce que le riz soit crevé; passez à travers une étamine claire.

On préparera de même les tisanes avec l'orge perlé, le gruau.

18. *Tisane amère. (T. am.)*

Espèces amères.   8 gr.
Eau bouillante.   1 litre.

Faites infuser pendant une heure et passez.

19. *Tisane béchique ou infusion pectorale. (T. béch.
ou inf. pect.)*

Espèces béchiques.   8 gr.
Eau bouillante.   1 litre.

Faites infuser pendant une heure et passez.

20. *Tisane apéritive. (T. ap.)*

Espèces apéritives incisées.   12 gr.
Eau bouillante.   1 litre.

Faites infuser pendant quatre heures et passez.

21. *Tisane avec l'uva ursi. (T. uv.)*

Feuilles d'uva ursi.   15 gr.
Eau bouillante.   1 litre.

Faites infuser pendant une heure et passez.

22. *Tisane avec le cachou.* (T. cach.)

Cachou concassé.	8 gr.
Eau bouillante.	1 litre.

Faites infuser pendant une heure et passez.

23. *Tisane avec la gomme.* (T. gom.)

Gomme arabique entière.	15 gr.
Eau froide.	1 litre.

Lavez la gomme à l'eau froide et faites-la dissoudre à froid dans un litre d'eau, passez à travers une étamine.

24. *Émulsion.* (Émul.)

Amandes douces.	15 gr.
Eau froide.	1 litre.

Mondez les amandes de leur pellicule, pilez-les en pâte fine avec un peu d'eau, délayez cette pâte dans le reste de l'eau et passez avec expression à travers une étamine.

25. *Hydromel.* (Hydrom.)

Sirop de miel.	60 gr.
Eau froide.	1 litre.

Mêlez.

26. *Oxycrat.* (Oxyc.)

Vinaigre blanc.	30 gr.
Eau froide.	1 litre.

Mêlez.

27. *Hydrogala.* (Hydrog.).

Lait.	250 gr.
Eau commune.	750 gr.

Mêlez.

On préparera dans les mêmes proportions toutes les tisanes qu'il sera prescrit de couper avec du lait.

28. *Limonade tartrique.* (Lim. tart.)

Sirop tartrique.   60 gr.
Eau commune.   1 litre.
Mêlez.

29. *Limonade sulfurique.* (Lim. sulf.)

Sirop de sucre.   60 gr.
Eau commune.   1 litre.
Alcool sulfurique.   4 gr.
Mêlez.

30. *Limonade nitrique.* (Lim. nit.)

Sirop de sucre.   60 gr.
Eau commune.   1 litre.
Alcool nitrique.   6 gr.
Mêlez.

31. *Limonade vineuse.* (Lim. vin.)

Vin rouge.   250 gr.
Sirop tartrique.   50 gr.
Eau.   700 gr.
Mêlez.
On mettra la même quantité de vin dans toutes les tisanes vineuses.

32. *Limonade alcoolique.* (Lim. alcool.)

Alcool rectifié   60 gr.
Sirop tartrique.   60 gr.
Eau.   880 gr.

33. *Limonade à la crème de tartre.* (Lim. cr. tart.)

Crème de tartre soluble.   15 gr.
Eau bouillante.   1 litre.
Faites dissoudre.

34. *Petit lait.* (P. lait.)

Lait de vache.   1 litre.

Portez le lait à l'ébullition et ajoutez-y, par petites parties, quantité suffisante d'une solution faite avec une partie d'acide tartrique et huit parties d'eau ; quand le coagulum sera bien formé, passez sans expression ; remettez le petit lait sur le feu avec la moitié d'un blanc d'œuf, que vous aurez légèrement battu avec quelques cuillerées d'eau froide ; portez à l'ébullition, abaissez le bouillon avec un peu d'eau froide, enlevez les écumes et passez.

35. *Eau de Goudron.* (E. goud.)

Goudron.   1 kilo.
Eau commune.   16 litres.

Mettez ces matières dans une cruche de grès et laissez macérer pendant dix à douze jours, en ayant soin de remuer de temps en temps avec une spatule de bois ; laissez déposer et décantez.

Apozêmes. (Ap.)

36. *Apozème vermifuge avec l'écorce de grenadier.* (Ap. verm.)

Écorce de racine de grenadier.   60 gr.
Eau   750 gr.

Faites bouillir sur un feu doux pour réduire à 500 grammes ; passez.

37. *Décoction blanche.* (Déc. bl.)

Corne de cerf calcinée et porphyrisée.   8 gr.
Mie de pain blanc.   25 gr.
Gomme arabique.   8 gr.

Sirop de sucre.	60 gr.
Eau distillée de cannelle.	8 gr.
Eau.	Q. S.

ꭎur obtenir un litre de produit.

On triture la corne de cerf dans un mortier de ꭎrbre, on ajoute la mie de pain et l'on triture en-re. On met le mélange sur le feu avec s. q. d'eau; ꭎ ajoute la gomme et l'on porte à l'ébullition; on ꭎtretient celle-ci pendant une demi-heure; on passe ꭎc expression à travers une étamine claire; on ajoute ꭎ produit le sirop et l'eau aromatique.

38. *Tisane sudorifique.* (T. sud.)

Bois de gayac râpé.	60 gr.
Racine de salsepareille.	30 gr.
Racine de sassafras.	8 gr.
Racine de réglisse.	12 gr.
Eau.	Q. S.

ꭎur obtenir un litre de tisane.

ꭎaites bouillir le gayac et la salsepareille pendant ꭎe heure, ajoutez le sassafras et la racine de réglisse, ꭎssez infuser pendant deux heures; passez, laissez dé-ꭎser et décantez.

39. *Tisane sudorifique laxative.* (T. sud. lax.)

Bois de gayac râpé.	30 gr.
Racine de salsepareille.	15 gr.
Racine de sassafras.	4 gr.
Racine de réglisse.	6 gr.
Feuilles de séné.	16 gr.
Eau.	Q. S.

pour obtenir un demi-litre de boisson.

Opérez comme il a été dit pour la précédente, en

ajoutant le séné en même temps que le sassafras et la réglisse.

40. *Tisane de Feltz*. (T. Feltz.)

Salsepareille incisée.	60 gr.
Colle de poisson.	10 gr.
Sulfure d'antimoine pulvérisé.	80 gr.
Eau.	4 litres.

Mettez le sulfure d'antimoine dans un nouet et faites bouillir dans deux litres d'eau pendant une heure ; rejetez cette eau et remettez le nouet contenant le sulfure, avec la salsepareille et la colle de poisson, dans deux litres d'eau, faites bouillir à petit feu jusqu'à réduction de moitié, passez, laissez déposer et décantez.

41. *Apozême stibié*. (Ap. stib.)

Tartre stibié (1).	0,30 à 0,90
Sirop d'opium.	30 gr.
Infusé de tilleul.	3 verres.

Faites dissoudre le tartre stibié dans l'infusé de tilleul, et ajoutez le sirop d'opium.

42. *Éméto-cathartique*. (Ém. cath.)

Tartre stibié, de	0,10 à 0,30
Sel d'epsom, de	8 gr. à 24 gr.
Eau tiède.	3 verres.

Faites dissoudre.

(1) *N. B.* — Ici et pour toutes les formules analogues, faute d'indication du dose, le pharmacien devra toujours mettre la dose la plus faible.

Potions. (Pot.)

43. Potion gommeuse. (Pot. gom.)

Gomme arabique pulv.	8 gr.
Sirop de sucre.	25 gr.
Eau de fleur d'oranger.	4 gr.
Eau.	100 gr.

Faites dissoudre par trituration au mortier la gomme arabique dans l'eau, ajoutez le sirop et l'eau de fleur d'oranger.

44. Potion pectorale. (Pot. pect.)

Infusé de fleurs pectorales.	100 gr.
Sirop de gomme.	30 gr.

Mêlez.

45. Potion opiatique. (Pot. op.)

Extrait d'opium.	0,05 à 0,15
Sirop simple.	30 gr.
Eau.	100 gr.

Faites dissoudre par trituration l'extrait d'opium et ajoutez le sirop.

46. Potion avec acétate de morphine. (Pot. ac. morph.)

Acétate de morphine.	0,05 à 0,10
Eau distillée.	100 gr.
Sirop simple.	30 gr.

Faites dissoudre le sel dans l'eau et ajoutez le sirop.

On préparera de même la potion avec le chlorhydrate.

47. Potion antispasmodique. (Pot. antisp.)

Sirop d'opium.	20 gr.
Eau de fleur d'oranger.	15 gr.

| Eau commune. | 90 gr. |
| Éther sulfurique. | 1 à 2 gr. |

Mélangez les eaux et le sirop dans une fiole, ajoutez l'éther, bouchez promptement et exactement, agitez.

48. *Potion chloroformée.* (Pot. chlorof.)

Chloroforme.	1 à 4 gr.
Sucre entier.	12 gr.
Gomme arabique pulv.	5 à 10 gr.
Eau.	150 gr.

Triturez le sucre et le chloroforme, mêlez exactement avec la gomme et ajoutez l'eau peu à peu en triturant toujours.

49. *Potion au sous-nitrate de bismuth.* (Pot. bism.)

Sous-nitrate de bismuth.	1 à 4 gr.
Gomme adraganthe.	0,75
Sirop simple.	30 gr.
Eau.	100 gr.

Mêlez exactement, par trituration dans un mortier de marbre ou de porcelaine, la gomme adraganthe et le sous-nitrate de bismuth, versez en deux fois le sirop, puis l'eau peu à peu en triturant toujours.

50. *Potion cordiale.* (Pot. cord.)

Vin rouge.	100 gr.
Sirop de sucre.	20 gr.
Teinture de cannelle.	8 gr.

Mêlez.

51. *Potion tonique.* (Pot. ton.)

| Sirop de quinquina. | 24 gr. |
| Teinture de cannelle. | 8 gr. |

Eau de menthe poivrée.   15 gr.
Eau commune.   80 gr.
Mêlez.

52. *Potion de Tod.* (Pot. Tod.)

Alcool à 56ᶜ, de   80 à 120 gr.
Sirop simple.   30 gr.
Eau.   125 gr.
Mêlez.

53. *Potion avec l'extrait de quinquina.* (Pot. ext. kin.)

Extrait de quinquina, de   4 à 8 gr.
Sirop simple.   30 gr.
Eau.   100 gr.

Délayez l'extrait dans le sirop, par trituration dans un mortier de marbre ou de porcelaine, ajoutez l'eau peu à peu en triturant.

54. *Potion fébrifuge.* (Pot. féb.)

Sulfate de quinine.   0,75 à 1 gr.
Alcool sulfurique.   8 à 10 gouttes.
Sirop simple.   30 gr.
Eau.   100 gr.

Mêlez dans une fiole le sulfate de quinine avec 25 à 30 gr. d'eau, ajoutez l'alcool sulfurique et agitez pour dissoudre le sel ; introduisez ensuite le reste de l'eau et le sirop.

55. *Potion au diascordium.* (Pot. diasc.)

Diascordium.   2 à 8 gr.
Sirop de sucre.   30 gr.
Eau.   100 gr.

Délayez le diascordium dans le sirop, par tritura-

tion dans un mortier de marbre ou de porcelaine, et
ajoutez l'eau peu à peu en triturant.

56. *Potion avec cachou et laudanum.* (Pot. cach. laud.)

Extrait de cachou.	1 à 4 gr.
Laudanum de Sydenham.	1 gr. à 1,50
Sirop de sucre.	30 gr.
Eau.	100 gr.

Délayez l'extrait de cachou dans le sirop, par trituration dans un mortier de marbre ou de porcelaine;
versez l'eau peu à peu en triturant toujours; introduisez dans une fiole et ajoutez le laudanum. (Si l'extrait
est sec, ce qui est le plus ordinaire, on en fera d'a-
bord une poudre fine avec deux fois son poids de
sucre entier, et l'on diminuera proportionnellement la
quantité de sirop.)

57. *Potion à l'extrait de ratanhia.* (Pot. rat.)

Extrait de ratanhia, de	1 à 4 gr.
Sirop de coings.	30 gr.
Infusion tiéde de mélisse.	100 gr.

Délayez exactement l'extrait dans le sirop, par trituration dans un mortier de marbre; ajoutez peu à peu
l'eau tiéde en triturant toujours.

Même observation que pour l'extrait de cachou.

58. *Potion alumineuse.* (Pot. al.)

Alun, de	1 à 4 gr.
Sirop de gomme.	30 gr.
Eau.	100 gr.

Faites dissoudre l'alun dans l'eau et ajoutez le
sirop.

59. *Potion au perchlorure de fer*. (Pot. perch. fer.)

Perchlorure de fer liquide à 30°.	0,75 à 2 gr.
Sirop simple.	30 gr.
Eau.	100 gr.

Mêlez.

60. *Potion à l'iodure de potassium*. (Pot. iod. pot.)

Iodure de potassium.	0,50 à 2 gr.
Sirop de sucre.	15 gr.
Sirop d'opium.	15 gr.
Eau.	100 gr.

Faites dissoudre le sel et ajoutez le sirop.

61. *Potion au calomel*. (Pot. cal.)

Calomel.	0,30 à 2 gr.
Gomme adraganthe.	0,50 à 0,75
Sirop simple.	30 gr.
Eau.	100 gr.

Mêlez exactement, par trituration dans un mortier de marbre ou de porcelaine, la gomme adraganthe et le calomel, ajoutez en deux fois le sirop, puis l'eau peu à peu, en triturant toujours.

62. *Potion expectorante au kermès*. (Pot. kerm.)

Kermès minéral.	0,10 à 0,40
Gomme adraganthe pulv.	0,40 à 0,50
Sirop simple.	25 gr.
Eau commune.	100 gr.
Sucre entier.	2 gr.

Triturez le kermès avec la gomme adraganthe et le sucre, dans un mortier de marbre ou de porcelaine, ajoutez le sirop en deux fois, puis l'eau peu à peu, en triturant toujours.

63. *Potion stibiée.* (Pot. stib.)

Tartre stibié.	0,05 à 0,50
Sirop simple.	25 gr.
Eau.	100 gr.

Faites dissoudre le tartre stibié dans l'eau et ajoutez le sirop.

64. *Potion vomitive dite Eau bénite.* (E. bén.)

Émétique.	0,30
Eau commune.	250 gr.

Faites dissoudre.

Employée dans le traitement de la colique des peintres.

65. *Potion laxative.* (Pot. lax.)

Séné.	5 gr.
Sel d'epsom.	10 gr.
Semences d'anis.	2 gr.
Manne.	30 gr.
Eau bouillante.	125 gr.

Versez l'eau bouillante sur les autres matières, faites infuser en vase clos pendant une heure et passez.

66. *Potion purgative.* (Pot. purg.)

Séné.	10 gr.
Sel d'epsom.	30 gr.
Semences d'anis.	2 gr.
Sirop de nerprun.	30 gr.
Eau bouillante.	125 gr.

Faites infuser en vase clos, pendant une heure, le séné, le sel d'epsom et l'anis ; passez et ajoutez le sirop de nerprun.

67. *Potion purgative des peintres.* (Pot. peint.)

Poudre de jalap.	4 gr.
Feuilles de séné.	8 gr.
Sirop de nerprun.	45 gr.
Eau bouillante.	125 gr.

Faites infuser le séné pendant une heure, passez; ajoutez à la colature la poudre de jalap délayée dans le sirop de nerprun.

68. *Potion d'ergotine.* (Pot. erg.)

Ergotine.	1 à 5 gr.
Sirop simple.	30 gr.
Eau.	90 gr.

Délayez l'ergotine dans le sirop et ajoutez l'eau peu à peu, en triturant toujours.

69. *Potion diurétique.* (Pot. diur.)

Nitrate de potasse.	2 à 4 gr.
Oxymel scillitique.	30 à 60 gr.
Eau.	90 gr.

Faites dissoudre le sel dans l'eau et ajoutez l'oxymel scillitique.

70. *Potion diurétique sédative.* (Pot. diur. séd.)

Teinture de scille.	2 à 4 gr.
Teinture de digitale.	1 à 2 gr.
Acétate de potasse.	4 à 8 gr.
Sirop des cinq racines.	30 gr.
Eau.	90 gr.

Faites dissoudre le sel dans l'eau, ajoutez le sirop, puis les teintures alcooliques.

71. *Potion sudorifique.* (Pot. sud.)

Acétate d'ammoniaque, de	15 à 30 gr.

Sirop de miel.	30 gr.
Infusé de fleurs de sureau.	150 gr.

Mêlez.

72. *Potion de Chopart.* (Pot. Chop.)

Baume de copahu.		
Sirop de baume de tolu.		
Alcool à 80c.	aâ	60 gr.
Eau de menthe poivrée.		
Eau de fleur d'oranger.		
Alcool nitrique.		8 gr.

Mettez dans une bouteille le baume de copahu, puis l'alcool, mêlez par l'agitation ; ajoutez le sirop, et successivement les eaux distillées et l'alcool nitrique, en ayant soin d'agiter à chaque fois.

73. *Potion vermifuge.* (Pot. verm.)

Semen contrà.	4 gr.
Absinthe de mer.	8 gr.
Sirop simple.	30 gr.
Eau bouillante.	125 gr.

Faites infuser en vase clos, pendant une heure, l'absinthe de mer et le semen contrà ; passez et ajoutez le sirop.

74. *Potion anti-émétique.* (Pot. ant. ém.)

FIOLE Nº 1.

Bicarbonate de soude.	3 gr.
Sirop simple.	15 gr.
Eau.	90 gr.

Faites dissoudre le sel dans l'eau et ajoutez le sirop.

FIOLE Nº 2.

Acide tartrique.	2,50

| Sirop simple. | 15 gr. |
| Eau. | 90 gr. |

Faites dissoudre l'acide tartrique; ajoutez le sirop. On fera prendre p. c. du contenu de la fiole n° 1 et de la fiole n° 2.

Pilules et Bols. (Pil. et Bol.)

75. *Pilules d'opium.* (Pil. op.)

| Extrait d'opium. | Q. S. |

Faites des pilules de 0,05.

76. *Pilules de cynoglosse.* (Pil. cyn.)

| Masse pilulaire préparée selon la formule du *Codex*. | Q. V. |

Faites des pilules de 0,2. Chacune d'elles contiendra 0,02 d'extrait d'opium.

77. *Pilules de belladone.* (Pil. bel.)

| Poudre récente de belladone. | 0,10 |
| Extrait de belladone. | 0,10 |

Mêlez exactement par trituration, dans un mortier de marbre ou de porcelaine, et partagez en dix ou cinq pilules.

78. *Pilules de Méglin* (Pil. még.)

| Masse pilulaire de Méglin (voir *Codex*). | Q. V. |

Faites des pilules de 0,15.

79. *Pilules de digitale.* (Pil. dig.)

| Poudre de digitale récente. | Q. V. |
| Savon médicinal râpé. | Q. S. |

Broyez et triturez, dans un mortier de marbre, le savon médicinal avec la poudre de digitale, de manière à faire une masse bien homogène, que vous diviserez en pilules contenant chacune cinq centigrammes de poudre de digitale.

80. *Pilules martiales.* (Pil. mart.)

Safran de Mars apéritif.	12 gr.
Gingembre pulv.	2 gr.

Mélangez exactement et ajoutez :

Extrait de trèfle d'eau.	Q. S.

pour faire 80 pilules.

81. *Pilules au lactate de fer.* (Pil. lact. fer.)

Lactate de fer pulv.	2 gr.
Extrait de trèfle d'eau.	Q. S.

Mêlez exactement et faites 20 pilules.

82. *Bol fébrifuge.* (Bol féb.)

Quinquina jaune pulv.	15 gr.
Carbonate de potasse.	2 gr.

Mêlez intimement par trituration, dans un mortier de marbre, le quinquina et le carbonate de potasse; ajoutez q. s. de miel pour faire une pâte assez ferme, que vous divisez en 15 bols.

83. *Pilules fébrifuges.* (Pil. féb.)

Sulfate de quinine.	Q. V.

Faites, avec q. s. d'extrait amer ou de savon médicinal, une masse que vous divisez en pilules contenant chacune 0,15 de sulfate de quinine.

84. *Pilules asiatiques.* (Pil. asi.)

Acide arsénieux pulv.	0,10
Poivre noir pulv.	1 gr.

| Gomme arabique pulv. | 0,20 |
| Eau commune. | Q. S. |

Triturez pendant très-longtemps, dans un mortier de porcelaine, l'arsenic et le poivre, puis la gomme, pour obtenir un mélange parfaitement exact; ajoutez ensuite q. s. d'eau pour faire une masse que vous diviserez en 20 pilules. Chacune d'elles contiendra un demi-centigramme d'acide arsénieux.

85. *Pilules de Dupuytren*. (Pil. Dup.)

Extrait de gayac.	18 gr.
Extrait d'opium.	1,20
Sublimé corrosif.	1,20

Mélangez très-exactement, par trituration dans un mortier de verre ou de porcelaine, le sublimé corrosif réduit en poudre fine avec l'extrait d'opium ramolli par une petite quantité d'eau; puis incorporez par petites portions l'extrait de gayac, en triturant et broyant longtemps le mélange pour assurer une égale répartition du sublimé dans la masse. Divisez celle-ci en 120 pilules, dont chacune contiendra 1 centigramme de sublimé.

86. *Pilules de protoiodure de mercure*. (Pil. prot. iod.)

Protoiodure de mercure.	2 gr.
Extrait d'opium.	1 gr.
Extrait de fumeterre.	3 gr.

Mélangez très-exactement le protoiodure de mercure, par trituration dans un mortier de marbre ou de porcelaine, avec l'extrait d'opium ramolli par une petite quantité d'eau; incorporez par portions, en broyant et triturant longtemps, l'extrait de fumeterre et q. s. de poudre de réglisse pour obtenir une masse de consistance pilulaire, que vous diviserez en 100 pilules. Chacune d'elles contiendra 2 centigrammes de proto-iodure et 1 centigramme d'extrait d'opium.

87. *Pilules d'Anderson.* (Pil. And.)

Masse pilulaire selon le *Codex.*   Q. V.
Faites des pilules de 0,20.

88. *Pilules de strychnine.* (Pil. strych.)

Strychnine.	0,10
Extrait de valériane.	Q. S.

Mêlez exactement par trituration au mortier, et divisez en 24 pilules.

89. *Pilules diurétiques.* (Pil. diur.)

Scille pulv.	
Digitale pulv.	aâ 5 gr.
Nitrate de potasse pulv.	

Mêlez exactement, par trituration dans un mortier de marbre ou de porcelaine, et ajoutez :

Extrait de genièvre.   Q. S.
pour faire une masse que vous diviserez en 100 pilules.

90. *Pilules bénites de Fuller.* (Pil. bén.)

Aloès.	16 gram.
Séné.	8 gram.
Asa fœtida.	4 gr.
Myrrhe.	4 gr.
Galbanum.	4 gr.
Sulfate de fer.	24 gr.
Safran.	2 gr.
Macis.	2 gr.

| Essence de sabine. | 1 gr. |
| Essence de rhue. | 1 gr. |

Pulvérisez séparément l'aloès, le séné, le safran séché à l'étuve ; pulvérisez les gommes résines et le macis en vous servant de l'intermédiaire du sulfate de fer ; mélangez intimement toutes les poudres entre elles, puis avec les essences ; et ajoutez q. s. de sirop simple pour obtenir une masse que vous diviserez en pilules de 0,20.

91. *Pilules emménagogues.* (Pil. em.)

| Safran pulv. | 6 gr. |
| Aloès pulv. | 2 gr. |

Mêlez exactement et ajoutez :

| Extrait de valériane. | Q. S. |

pour faire une masse que vous divisez en 40 pilules.

92. *Pilules d'apiol.* (Pil. ap.)

Apiol.	1 gr.
Savon médicinal râpé.	1 gr.
Os calcinés porph.	1,50
Réglisse pulv.	0,50

Mélangez intimement le savon et l'apiol, par trituration dans un mortier de marbre ou de porcelaine ; ajoutez par portions la poudre d'os calcinés et triturez quelques instants ; puis ajoutez la poudre de réglisse et triturez encore pour obtenir une masse homogène que vous diviserez en dix pilules.

93. *Pilules antihystériques.* (Pil. ant. hyst.)

| Asa fœtida. | 4 gr. |
| Extrait de valériane. | 4 gr. |

Mêlez exactement par trituration et ajoutez :
Poudre de réglisse.   Q. S.
pour faire une masse que vous diviserez en 40 pilules.

94. *Bols de térébenthine.* (Bol. tér.)

Térébenthine de Venise.	90 gr.
Térébenthine de Bordeaux.	10 gr.
Magnésie blanche.	100 gr.

Mélangez les térébenthines dans un mortier de fer, ajoutez peu à peu la magnésie en broyant et triturant de manière à obtenir une masse homogène que vous diviserez en 200 bols.

95. *Pilules balsamiques de Morton.* (Pil. Mort.)

Poudre de cloportes.	72 gr.
Poudre de gomme ammoniaque.	36 gr.
Fleurs de benjoin.	24 gr.
Poudre de safran.	4 gr.
Baume de tolu sec.	4 gr.
Baume de soufre anisé.	24 gr.

Mêlez et battez longtemps dans un mortier de marbre, pour obtenir une masse bien liée et homogène, que vous diviserez en pilules de 0,2.

Lavements. (Lav.)

96. *Lavement émollient.* (Lav. ém.)

Semences de lin.	15 gr.

Faites bouillir pendant un quart d'heure dans q. s. d'eau pour obtenir un demi-litre de produit, et passez.

97. *Lavement avec le pavot.* (Lav. pav.)

Têtes de pavots.	20 gr.
Eau bouillante.	500 gr.

Concassez les capsules de pavots après avoir rejeté les semences, faites infuser deux heures et passez.

98. *Lavement avec l'amidon.* (Lav. amï.)

Amidon.	15 gr.
Eau commune.	500 gr.

Délayez l'amidon dans 200 gram. d'eau froide, portez le reste de l'eau à l'ébullition et versez-le sur le mélange.

99. *Lavement avec le son.* (Lav. son.)

Son.	60 gr.

Faites bouillir quelques minutes avec q. s. d'eau pour obtenir 500 gram., et passez avec expression.

100. *Lavement antispasmodique.* (Lav. antisp.)

Asa fœtida.	4 à 6 gr.
Huile blanche.	1 gr.
Eau.	250 gr.

Triturez avec l'huile l'asa fœtida finement pulvérisée, et ajoutez l'eau peu à peu en triturant toujours.

101. *Lavement purgatif.* (Lav. purg.)

Sulfate de soude.	15 gr.
Séné.	15 gr.
Eau bouillante.	500 gr.

Faites infuser le séné pendant une heure, passez et faites dissoudre le sulfate de soude.

102. *Lavement laxatif.* (Lav. lax.)

Lavement ci-dessus.	250 gr.
Eau.	250 gr.

103. *Lavement purgatif des peintres.* (Lav. peint)

Poudre de jalap.	4 gr.

Séné.		8 gr.
Sirop de nerprun.	—	45 gr.
Eau bouillante.		500 gr.

Faites infuser le séné pendant une heure, passez et ajoutez la poudre de jalap délayée dans le sirop de nerprun.

104. *Lavement anodin des peintres.* (Lav. an. peint.)

Huile de noix.	190 gr.
Vin rouge.	375 gr.

Mêlez.

Gargarismes, Collutoires. (Gg., Colt.)

105. *Gargarisme émollient.* (Gg. ém.)

Racine de guimauve.	8 gr.
Sirop de miel.	30 gr.

Faites bouillir pendant quelques instants la racine de guimauve concassée dans q. s. d'eau pour avoir 220 gr. de décocté; passez et ajoutez le sirop de miel.

106. *Gargarisme astringent.* (Gg. ast.)

Alun, de	4 à 8 gr.
Sirop de sucre.	30 gr.
Eau d'orge.	220 gr.

Faites dissoudre l'alun pulvérisé et ajoutez le sirop.

107. *Gargarisme détersif.* (Gg. dét.)

Acide chlorhydrique.	1 à 2 gr.
Eau.	220 gr.
Sirop de miel.	30 gr.

Mêlez l'acide avec l'eau et ajoutez le sirop de miel.

108. *Gargarisme avec le chlorate de potasse.* (Gg. chl. pot.)

Chlorate de potasse.	2 à 6 gr.

Eau. 220 gr.
Sirop de miel. 30 gr.

Faites dissoudre le sel dans l'eau et ajoutez le sirop de miel.

109. *Collutoire hydrochlorique.* (Colt. hydch.)

Acide hydrochlorique. 8 à 15 gr.
Miel. 30 gr.

Mêlez.

110. *Collutoire boraté.* (Colt. bor.)

Borax pulvérisé. 5 à 10 gr.
Miel. 30 gr.

Mêlez.

Collyres. (Col.)

111. *Collyre au sulfate de zinc.* (Col. zinc.)

Sulfate de zinc. 0,15 à 0,30
Eau distillée de roses. 60 gr.

Faites dissoudre.

112. *Collyre au nitrate d'argent.* (Col. arg.)

Nitrate d'argent cristallisé. 0,05 à 0,20
Eau distillée. 30 gr.

Faites dissoudre.

113. *Collyre au sulfate de cuivre.* (Col. cuiv.)

Sulfate de cuivre. 0,10 à 0,25
Eau distillée. 30 gr.

Faites dissoudre.

114. *Collyre de belladone.* (Col. bel.)

Extrait de belladone. 5 à 10 gr.
Eau distillée. 30 gr.

Faites dissoudre par trituration au mortier et filtrez.

115. *Collyre au sulfate d'atropine.* (Col. atr.)

(Pour dilater la pupille.)

Sulfate d'atropine.   0,05
Eau distillée.   25 gr.
Faites dissoudre.

116. *Collyre opiacé.* (Col. op.)

Extrait d'opium.   0,10.
Eau distillée de roses.   60 gr.
Faites dissoudre.

Lotions, Fomentations, Injections. (Lot., Fom., Inj.)

117. *Lotion ou injection avec la guimauve.*
(Lot. ou inj. guim.)

Racine de guimauve contusée.   30 gr.

Faites bouillir pendant une demi-heure avec q. s. d'eau pour qu'il reste un litre de liquide, et passez.

118. *Fomentation ou injection avec le lin.* (Fom. ou inj. lin.)

Semences de lin.   15 gr.

Faites bouillir pendant un quart d'heure dans q. s. d'eau pour avoir un litre de liquide; passez.

119. *Lotion ou fomentation avec le pavot.* (Lot. ou fom. pav.)

Capsules sèches de pavots.   30 gr.
Eau.   1 litre.

Ouvrez les capsules pour rejeter les semences, puis brisez-les; faites infuser deux heures et passez.

120. *Injection ou fomentation aromatique.* (Inj. ou fom. ar.)

Espèces aromatiques.   30 gr.
Eau.   1 litre.

Faites infuser pendant deux heures et passez.

On préparera de même les fomentations ou injections avec les feuilles de belladone, de jusquiame, de morelle et de stramonium.

121. *Lotion ou injection avec le tan.* (Lot. ou inj. tan.)

Tan.   60 gr.
Eau bouillante.   1 litre.
Faites infuser pendant deux heures et passez.

122. *Lotion avec le quinquina.* (Lot. kin.)

Écorces de quinquina gris concassées.   30 gr.
Faites bouillir pendant une heure avec q. s. d'eau pour qu'il reste un litre de décocté; passez.

123. *Lotion ou fomentation vineuse.* (Lot. ou fom. vin.)

Vin rouge.   1 litre.
Miel.   125 gr.
Faites dissoudre à froid.

124. *Lotion avec le vinaigre.* (Lot. vg.)

Vinaigre blanc.   250 gr.
Eau.   1 litre.
Mêlez.

125. *Eau végéto-minérale.* (E. vég. min.)

Sous-acétate de plomb liquide.   15 gr.
Eau.   1 litre.
Mêlez.

126. *Lotion alcaline.* (Lot. alc.)

Carbonate de potasse.   10 à 100 gr.
Eau.   1,000 gr.
Faites dissoudre et passez à travers un linge serré.
On préparera de même la lotion avec le sulfure de potasse.

127. *Lotion avec le savon.* (Lot. sav.)

Savon blanc du commerce.	60 gr.
Eau.	1 litre.

Faites dissoudre à chaud.

128. *Lotion avec le coaltar ou coaltar saponiné.* (Coal. sap.)

Teinture de coaltar saponinée.	50 à 200 gr.
Eau.	800 à 950 gr.

Mêlez.

129. *Injection avec le sulfate de zinc, laudanisée.*
(Inj. zinc laud.)

Sulfate de zinc.	1,50 gr.
Eau distillée.	200 gr.
Laudanum de Sydenham.	2 gr.

Faites dissoudre le sulfate de zinc et ajoutez le laudanum.

130. *Injection avec l'acétate de plomb.* (Inj. ac. pb.)

Acétate de plomb cristallisé.	1,50
Eau distillée.	200 gr.

Bains. (B.)

131. *Bain avec le son.* (B. son.)

Son.	1 kil.
Eau.	Q. S.

Faites bouillir pendant un quart d'heure; passez avec expression et mélangez à l'eau destinée au bain.

132. *Bain avec le sel marin.* (B. s. mar.)

Sel gris.	1 kil.
Eau.	Q. S.

Faites dissoudre.

133. *Bain acide.* (B. ac.)

Acide hydrochlorique.	1 kil.
Eau.	Q. S.

Mêlez.

134. *Bain alcalin.* (B. alc.)

Sel de soude du commerce.	250 gr.
Eau chaude.	Q. S.

Faites dissoudre.

135. *Bain gélatineux.* (B. gél.)

Colle de Flandre.	1 kilo.
Eau.	10 kilo.

Concassez la gélatine, faites-la dissoudre à chaud;
mélangez avec l'eau du bain.

136. *Bain sulfureux.* (B. sulf.)

Foie de soufre sodique.	125 à 150 gr.
Eau chaude.	500 gr.

Faites dissoudre le foie de soufre concassé et ajoutez
à l'eau du bain.

137. *Bain au sublimé.* (B. subl.)

Sublimé corrosif.	
Sel ammoniac.	aà 4 à 15 gr.
Eau.	180 gr.

Mêlez, par trituration dans un mortier de verre ou
de porcelaine, le sublimé et le sel ammoniac réduits
en poudre; faites dissoudre et ajoutez à l'eau du
bain.

Pédiluves. (Péd.)

138. *Pédiluve alcalin.* (Péd. alc.)

Sel de soude du commerce.   125 gr.
Eau chaude.   Q. S.
Faites dissoudre.

139. *Pédiluve sinapisé.* (Péd. sin.)

Farine de moutarde.   125 gr.
Eau.   Q. S.

Délayez la farine dans deux ou trois litres d'eau légèrement tiède, couvrez le vase, laissez en contact pendant un quart d'heure environ, et ajoutez q. s. d'eau chaude.

Cataplasmes. (Cat.)

140. *Cataplasme émollient.* (Cat. ém.)

Farine d'orge.
Farine de lin.   { aà P. E.
Eau commune.   Q. S.

Délayez les farines dans l'eau de manière à faire une pâte très-claire, portez sur le feu et chauffez, en remuant avec une spatule de bois, jusqu'à ce qu'elle ait pris la consistance d'une bouillie épaisse.

141. *Cataplasme de fécule.* (Cat. féc.)

Fécule de pomme de terre.   60 gr.
Eau commune.   500 gr.

Délayez la fécule dans 60 gr. d'eau, portez le reste à l'ébullition, versez-y peu à peu la fécule délayée en remuant le mélange ; faites jeter deux ou trois bouillons et retirez du feu.

142. *Sinapisme*. (Sin.)

Farine de moutarde.   Q. S.

Mêlez avec l'eau tiède seulement, et non bouillante, en q. s. pour faire une pâte molle.

Liniments. (Lin.)

143. *Liniment calcaire*. (Lin. calc.)

Huile d'amandes douces.	60 gr.
Eau de chaux.	500 gr.

Introduisez dans une bouteille, mêlez en agitant vivement, versez dans une capsule et séparez le savon qui vient nager à la surface.

144. *Liniment narcotique*. (Lin. narc.)

Baume tranquille.	60 gr.
Laudanum de Sydenham.	8 gr.

Mêlez.

145. *Liniment camphré*. (Lin. camph.)

Huile blanche.	60 gr.
Camphre.	4 gr.

Pulvérisez le camphre, par trituration dans un mortier avec quelques gouttes d'alcool, et dissolvez-le dans l'huile que vous verserez peu à peu en triturant toujours.

146. *Liniment volatil*. (Lin. vol.)

Huile blanche.	60 gr.
Ammoniaque liquide.	8 gr.

Introduisez l'huile dans une fiole, puis l'ammoniaque, bouchez et agitez.

c.

147. *Liniment volatil camphré.* (Lin. vol. camph.)

Liniment camphré. 64 gr.
Ammoniaque liquide. 8 gr.
Opérez comme il est dit ci-dessus.

Cérats, Pommades, Glycérés. (Cér., Pom., Glyc.)

148. *Cérat opiacé.* (Cér. op.)

Cérat de Galien. 30 gr.
Laudanum de Sydenham. 4 gr.
Mêlez.

149. *Cérat soufré.* (Cér. souf.)

Soufre lavé. 8 gr.
Cérat de Galien. 30 gr.
Huile blanche. 4 gr.
Mêlez exactement le soufre avec le cérat et ajoutez
l'huile en dernier lieu.

150. *Cérat mercuriel.* (Cér. merc.)

Pommade mercurielle. 15 gr.
Cérat de Galien. 15 gr.
Mêlez.

151. *Pommade d'Helmerich.* (Pom. Helm.)

Fleurs de soufre. 32 gr.
Carbonate de potasse. 16 gr.
Axonge. 128 gr.
Eau. 8 gr.
Faites liquéfier l'axonge, incorporez-y d'abord par
trituration la fleur de soufre, puis le carbonate de po-
tasse dissous dans l'eau.

152. *Pommade hydriodatée.* (Pom. hyd.)

Iodure de potassium.   2 à 4 gr.
Axonge.   30 gr.

Réduisez l'iodure en poudre fine, ajoutez-y l'axonge par portions en triturant de manière à obtenir un mélange parfaitement exact.

On préparera de même la pommade à l'iodure de plomb.

153. *Pommade iodurée.* (Pom. iod.)

Iode.   2 gr.
Iodure de potassium.   6 gr.
Axonge.   48 gr.

Broyez avec soin l'iode et l'iodure de potassium dans un mortier de verre ou de porcelaine, ajoutez l'axonge par portions en triturant longtemps, pour obtenir un mélange bien homogène.

154. *Pommade au protoiodure de mercure.* (Pom. prot. iod.)

Protoiodure de mercure.   2 gr.
Axonge.   25 gr.

Mêlez très-exactement par trituration dans un mortier de verre ou de porcelaine, en ajoutant l'axonge par parties.

155. *Pommade au calomel.* (Pom. cal.)

Calomel.   4 gr.
Axonge.   30 gr.

Opérez comme ci-dessus.

156. *Pommade au précipité rouge ou Pommade de Lyon.* (Pom. Lyon.)

Précipité rouge.   1 gr.
Axonge.   16 gr.

Mêlez très-exactement par trituration dans un mortier de verre ou de porcelaine, ou mieux sur un porphyre, avec l'axonge que vous ajouterez par portions, le précipité réduit en poudre impalpable.

157. *Pommade au turbith minéral.* (Pom. turb.)

Turbith minéral.	2 à 4 gr.
Axonge.	30 gr.

Mêlez très-exactement par trituration dans un mortier de verre ou de porcelaine, en ajoutant l'axonge par parties.

158. *Glycéré d'amidon.* (Glyc. ami.)

Glycérine.	150 gr.
Amidon.	10 gr.

Chauffez sur un feu doux dans une capsule de porcelaine, en agitant, jusqu'à consistance d'empois.

159. Poudre désinfectante au coaltar. (Poud. coal.)

Coaltar.	100 gr.
Plâtre fin.	1,000 gr.

Mêlez exactement par trituration au mortier, en ajoutant le plâtre par parties.

PINAULT. J. AUBRY. DESTOUCHES.

PRÉPARATIONS OFFICINALES.

—

<table>
<tr><td></td><td>*Espèces :*</td><td></td><td>Abréviations.</td></tr>
<tr><td>Amères.</td><td></td><td>Esp.</td><td>Am.</td></tr>
<tr><td>Aromatiques.</td><td></td><td></td><td>Ar.</td></tr>
<tr><td>Béchiques.</td><td></td><td></td><td>Béch.</td></tr>
<tr><td></td><td>*Poudres :*</td><td></td><td></td></tr>
<tr><td>De cannelle.</td><td></td><td>Poud.</td><td>Can.</td></tr>
<tr><td>De cantharides.</td><td></td><td></td><td>Canth.</td></tr>
<tr><td>De charbon.</td><td></td><td></td><td>Charb.</td></tr>
<tr><td>De cubèbes.</td><td></td><td></td><td>Cub.</td></tr>
<tr><td>De digitale.</td><td></td><td></td><td>Digit.</td></tr>
<tr><td>De gomme adraganthe.</td><td></td><td></td><td>G. adr.</td></tr>
<tr><td>De gomme arabique.</td><td></td><td></td><td>G. ar.</td></tr>
<tr><td>De guimauve.</td><td></td><td></td><td>Guim.</td></tr>
<tr><td>D'ipéca.</td><td></td><td></td><td>Ipé.</td></tr>
<tr><td>D'os calcinés.</td><td></td><td></td><td>Os cal.</td></tr>
<tr><td>De quinquina gris.</td><td></td><td></td><td>Kin. gr.</td></tr>
<tr><td>De quinquina jaune.</td><td></td><td></td><td>Kin. j.</td></tr>
<tr><td>De réglisse.</td><td></td><td></td><td>Rég.</td></tr>
<tr><td>De rhubarbe.</td><td></td><td></td><td>Rhub.</td></tr>
<tr><td>De valériane.</td><td></td><td></td><td>Val.</td></tr>
<tr><td>De Dower.</td><td></td><td></td><td>Dow.</td></tr>
<tr><td>De Vienne.</td><td></td><td></td><td>Vien.</td></tr>
<tr><td>Farine de lin.</td><td></td><td>Far.</td><td>Lin.</td></tr>
<tr><td>Farine de moutarde.</td><td></td><td></td><td>Mout.</td></tr>
</table>

Eaux :

Abréviations.

De chaux.   E. Ch.

Gazeuse simple.   Gaz.

De sedlitz.   Sedl.

Sulfurée (de Bonnes, Barèges,
etc., artificielles).   Sulf.

Liqueur arsénicale de Pearson.   Liq. ars. Pears.

Liqueur de Van Swiéten.   Liq. Van Sw.

Eaux distillées :

Simple.   E. DIST. S.

De cannelle.   Can.

De fleurs d'oranger.   Fl. or.

De mélisse.   Mél.

De menthe.   Menth.

De laurier cerise.   Laur. cer.

De roses.   Ros.

Extraits :

De belladone.   EXT. Bell.

De cachou.   Cach.

De cigüe.   Cig.

De digitale.   Dig.

De fumeterre.   Fum.

D'ipéca.   Ipé.

De jusquiame.   Jusq.

D'opium.   Op.

De quinquina.   Kin.

De ratanhia.   Rat.

De seigle ergoté repris par l'alcool (ergotine).   Erg.

De trèfle d'eau.   Tr. eau.

De valériane.   Val.

Teintures :

Abréviations.

D'absinthe.	TEINT. Abs.
De camphre (eau-de-vie camphrée).	E. v. camph.
De cannelle.	Can.
De cantharides.	Canth.
De coaltar saponiné.	Coal. sap.
De digitale.	Dig.
D'extrait d'opium.	Op.
De gentiane.	Gent.
De feuilles fraîches d'aconit (alcoolature d'aconit).	Alc. ac.
D'iode.	Iod.
Nitrique (alcool nitrique).	Alc. nit.
De semences de colchique.	Colch.
De scille.	Scil.
Sulfurique (eau de Rabel).	E. Rab.

Vins :

Aromatique.	V. Aro.
De quinquina.	Kin.
Amer scillitique (diurétique de la charité).	Diur.
D'opium composé (Laudanum de Sydenham).	Laud. Syd.

Vinaigres :

Scillitique.	VG. Scil.
Antiseptique.	Antisept.

Sirops :

Simple.	SIR. S.
D'acide tartrique.	Ac. tart.

Abréviations.

De coings.	Sir.	Coin.
De gomme.		Gom.
D'ipéca.		Ipé.
De nerprun.		Nerp.
D'opium.		Op.
De quinquina.		Kin.
De tolu.		Tol.
Antiscorbutique.		Anti.
Des cinq racines.		5 rac.

Mellites :

Simple (sirop de miel).	Sir. m.
De roses rouges.	M. ros.
Oxymel scillitique.	Ox. scil.

Électuaires :

Diascordium.	Diasc.
Thériaque.	Thér.

Masses pilulaires :

D'Anderson.	Pil.	And.
De cynoglosse.		Cyn.
De Fuller.		Ful.
De Méglin.		Még.
De Morton.		Mort.

PRÉPARATIONS PLUS SPÉCIALEMENT DESTINÉES
A L'USAGE EXTERNE.

Abréviations.

Extrait de Saturne.	Ext. Sat.
Liqueur de Labarraque.	Liq. Lab.
Huile camphrée.	H. camph.

Abréviations.

Baume tranquille.	B^e tranq.
Cérat de Galien.	Cér. Gal.
Pommade citrine.	Pom. cit.
Pommade épispastique verte.	Pom. ép.
Pommade populéum.	Pom. pop.
Pommade mercurielle.	Pom. merc.
Onguent basilicum.	Ong. bas. ou supp.
Onguent Pipon.	Ong. Pip.
Emplâtre de cigüe.	Emp. cig.
Emplâtre vésicatoire.	Emp. vés.
Emplâtre simple.	Empl. simp.
Emplâtre diachylon.	Empl. diach.
Emplâtre de Vigo.	Empl. Vig.
Emplâtre brun (onguent de la Mère).	Ong. Mère.
Emplâtre siccatif.	Empl. sicc.
Sparadrap diachylon.	Spar. diach.
Sparadrap siccatif.	Spar. sicc.
Sparadrap de Vigo.	Spar. Vig.
Taffetas d'Angleterre.	Taff. Angl.
Collodion.	Coll.
Eponges à la ficelle.	Ep. fic.

NOMENCLATURE

Des drogues simples et composés chimiques.

—

Absinthe.	Abs.
Acétate d'ammoniaque.	Ac. am.
Acétate de morphine.	Ac. morph.
Acétate de plomb cristallisé.	Ac. pl. c.
Acétate de potasse.	Ac. pot.
Acide hydrochlorique.	A. hydroch.
Acide hydrocyanique.	A. hydrocyan.
Acide nitrique.	A. nit.
Acide phénique.	A. phén.
Acide sulfurique.	A. sulf.
Acide tartrique.	A. tart.
Alcool.	Alc.
Aloës.	Alo.
Alun.	Alun.
Alun calciné.	Alun c.
Amandes douces.	Am. d.
Amidon.	Ami.
Ammoniaque.	Amm.
Anis.	Anis.
Antimoine diaphorétique lavé.	Anti. diaph.
Apiol.	Ap.
Armoise.	Arm.
Arnica.	Arn.
Asa fœtida.	As. fœt.
Asperge.	Asp.
Baies de genièvre.	B. gen.

Baume de copahu.	B^e cop.
Benzine.	Benz.
Beurre d'antimoine.	B^r antim.
Beurre de cacao.	B^r cac.
Bicarbonate de soude.	Bic. soude.
Borate de soude.	Bor. soude.
Bourgeons de sapins.	B. sap.
Brômure de potassium.	Bròm. pot.
Cachou.	Cach.
Camphre.	Camp.
Cannelle.	Cann.
Carbonate d'ammoniaque.	C. amm.
Carbonate de fer.	C. fer.
Carbonate de magnésie.	C. magn.
Carbonate de potasse.	C. pot.
Carbonate de soude.	C. soude.
Céruse.	Céru.
Chicorée.	Chic.
Chiendent.	Chi.
Chlorate de potasse.	Chlor. pot.
Chlorure de chaux.	Ch. chaux.
Chlorure de mercure proto.	Protoch. merc.
ou Calomel.	Cal.
Chlorure de sodium.	Ch. sod.
Chlorure de soude.	Ch. soud.
Coaltar.	Coalt.
Colle de poisson.	C. poiss.
Coquelicot.	Coq.
Corne de cerf.	C. cerf.
Crême de tartre.	Cr. tart.
Crême de tartre soluble.	Cr. tart. s.
Cyanure de potassiúm.	Cyan. pot.

Abréviations.

Digitale.	Dig.
Douce-amère.	D. am.
Ecorces d'oranges amères.	Ec. or.
Emétique.	Emét.
Ether.	Eth.
Fécule de pommes de terre.	Féc. pom.
Fumeterre.	Fum.
Fraisier (racine).	Frais.
Gayac.	Gay.
Gentiane (racine).	Gent.
Gingembre (racine).	Ging.
Gomme adraganthe.	Gom. ad.
Gomme arabique.	Gom. ar.
Goudron.	Goud.
Graine de lin.	Gr. lin.
Guimauve (racine).	Guim.
Houblon.	Houb.
Huile d'amandes douces.	H. am. d.
Huile de croton.	H. crot.
Huile de foie de morue.	H. f. m.
Huile de lin.	H. lin.
Huile de noix.	H. noix.
Huile de pétrole.	H. pét.
Huile de ricin.	H. ric.
Huile volatile d'anis.	H. anis.
Huile de térébenthine.	H. tér.
Hydrochlorate d'ammoniaque.	Hydroch. amm.
Hydrochlorate de morphine.	Hydroch. morph.
Iode.	Iod.
Iodure de plomb.	Iod. pb.
Iodure de potassium.	Iod. pot.
Iodure de mercure (proto).	Prot. iod. merc.

	Abréviations.
Iodure de mercure (dento).	Dent. iod. merc.
Ipéca.	Ipéc.
Jalap.	Jalap.
Kermès minéral.	Kerm.
Lichen d'Islande.	Lich.
Lierre terrestre.	L. terr.
Litharge pulv.	Lith. p.
Magnésie blanche.	Magn. b.
Magnésie calcinée.	Magn. c.
Mauve (fleurs).	Mauv.
Mélisse.	Mél.
Miel jaune.	Miel.
Mousse de Corse.	M. Corse.
Nitrate d'argent.	Nit. arg.
Nitrate de bismuth (sous).	Nit. bism.
Nitrate de mercure (proto).	Proto nit. merc.
Nitrate acide de mercure.	Nit. ac. merc.
Nitrate de potasse.	Nit. pot.
Opium.	Op.
Orge perlé.	Org. p.
Oxichlorure ammoniacal de mercure.	Ox. amm. merc.
Oxide de zinc.	Ox. zinc.
Oxide rouge de mercure.	Ox. r. merc.
Pavots.	Pav.
Petite centaurée.	Pet. cent.
Pied-de-chat.	P. chat.
Polygala de Virginie.	Pol. Virg.
Potasse caustique.	Pot. caust.
Pruneaux.	Prun.
Quassia amara.	Quas. am.
Quillay (écorce de).	Quil.

Quinquina gris.	Qq. gr.
Quinquina jaune.	Qq. j.
Raifort.	Raif.
Ratanhia.	Rat.
Réglisse.	Rég.
Rhubarbe.	Rhub.
Riz.	Riz.
Roses rouges.	Ros. r.
Safran.	Saf.
Salsepareille.	Sals.
Sangsues.	Sangs.
Saponaire (racine).	Sap.
Sassafras.	Sass.
Savon blanc.	Sav.
Savon médicinal.	Sav. méd.
Sauge.	Saug.
Scille.	Scil.
Semen contra.	Sem. cont.
Séné.	Sén.
Soufre sublimé.	Souf. sub.
Soufre lavé.	Souf. lav.
Strychnine.	Strych.
Sublimé corrosif.	Sub. corr.
Sulfate de cuivre.	Sulf. cuiv.
Sulfate de fer.	Sulf. fer.
Sulfate de magnés.	Sulf. magn.
Sulfate de quinine.	Sulf. quin.
Sulfate de soude.	Sulf. soud.
Sulfate de zinc.	Sulf. zinc.
Sulfure d'antimoine.	Sulf. anti.
Sureau (fleurs).	Sur.
Tan.	Tan.

	Abréviations.
Térébenthine de Venise.	Tér. V.
Térébenthine de Bordeaux.	Tér. B.
Thé.	Thé.
Tilleul.	Till.
Turbith minéral.	Turb. min.
Tussilage.	Tuss.
Valériane.	Val.

TABLE DES MATIÈRES

Erratum. — Page 9, entre Fomentation avec les
feuilles de stramonium et Cérat opiacé, lisez :
Liniment narcotique.   Lin. narc.   144

Rennes. — Imp. Catel.